SEMAINE 1

<u>1 PETIT DEJEUNER:</u>

1/2 pamplemousse

+

1 à 2 oeufs durs

+

1 café sans sucre
ou thé sans sucre

 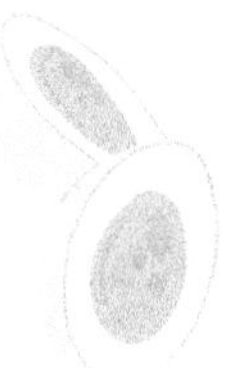 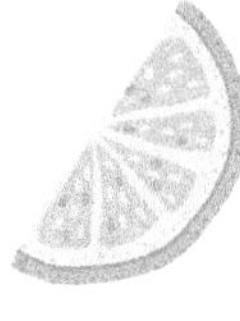

Liste de fruits faibles en calories :

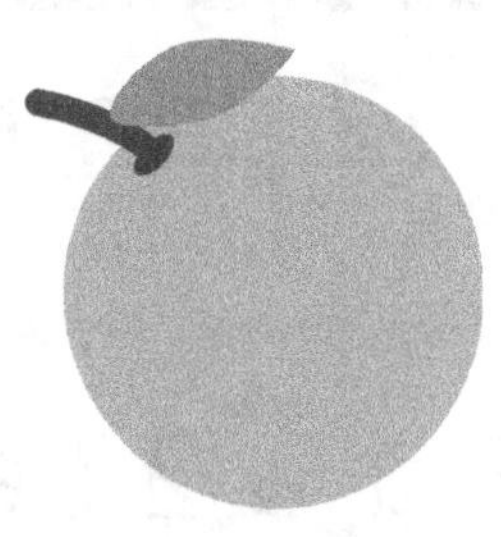

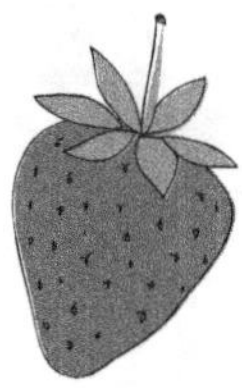

RHUBARBE
14 KCAL
MELON GALLIA
26 KCAL
CITRON VERT
30 KCAL
FRAISE
32 KCAL
GROSEILLES
33 KCAL
CANNEBERGE
35 KCAL
PAPAYE
36 KCAL
PASTÈQUE
39 KCAL
CITRON
39 KCAL
MYRTILLE
42 KCAL
PÊCHE
42 KCAL
MÛRE
43 KCAL

MES MENSURATIONS DE DEPART

En France, selon les dernières estimations de l'Inserm et de l'Assurance maladie (2016), la prévalence du surpoids est de 41% chez les hommes et 25% chez les femmes. Quant à l'obésité, définie par un IMC supérieur à 30 kg/m², elle avoisine les 16% chez les hommes, comme chez les femmes.

L'obésité est une pathologie chronique évolutive allant de l'obésité simple à l'obésité sévère, elle est un facteur de risque majeur des maladies cardio-vasculaires et du diabète de type 2. Mais c'est surtout l'obésité abdominale, définie par un tour de taille ≥94 cm pour les hommes et ≥80 cm les femmes, qui est très fréquente : 42% chez les hommes, 48,5% chez les femmes.

Au global, surpoids et obésité confondus, cette même étude estime que l'excès de poids concerne près de la moitié de la population en France : 56,8 % d'hommes et 40,9 % de femmes sont en surcharge pondérale.

A noter que l'échelle de l'IMC n'est valable que pour les hommes et femmes adultes de 18 à 65 ans (sauf pour les femmes enceintes et les sportifs de haut niveau).

SOURCES :
Prévalence du surpoids et de l'obésité en France, Santé Publique France (BEH, 2016)
Dossier Obésité de l'Inserm
Recommandations de prise en charge chirurgicale de l'obésité, HAS (2009)

Il faut en outre distinguer l'obésité de l'obésité « sévère ». Il existe en fait 3 stades selon l'IMC.

IMC entre 30 et 34,9 : classe I (obésité modérée)
IMC entre 35-39,9 : classe II (obésité sévère)
IMC ≥ 40 kg/m² : classe III (obésité massive ou morbide)
Il est indispensable de tenir compte du tour de taille en complément du calcul de l'IMC. Le tour de taille se mesure avec un mètre-ruban en centimètres (cm). L'obésité abdominale est définie selon les recommandations de la Haute Autorité de Santé, à savoir un tour de taille supérieur à 94 cm pour les hommes et supérieur à 80 cm pour les femmes.

COMMENT CALCULER MON IMC ? Il se calcule simplement en divisant le poids (en kg) par le carré de la taille (m). Un IMC normal se situe entre 18,5 et 25. Pour connaître votre IMC, si vous pesez 60 kilos pour 1m70, la formule sera 60/ (1,70x 1,70)=20,8. Votre IMC est donc de 20,8.

MON POIDS = ...

MA TAILLE = ...

MON IMC = ...

Les meilleurs aliments hypocaloriques

<u>PÂTES DE KONJAC</u>
<u>7 KCAL</u>
<u>CHAMPIGNONS FRAIS (CHANTERELLES ET PLEUROTES)</u>
<u>11 KCAL</u>
<u>CONCOMBRE</u>
<u>12 KCAL</u>
<u>LAITUE ICEBERG</u>
<u>13 KCAL</u>
<u>RHUBARBE</u>
<u>14 KCAL</u>
<u>CHOU CHINOIS</u>
<u>16 KCAL</u>
<u>ASPERGE BLANCHE, RADICCIO</u>
<u>17 KCAL</u>
<u>TOMATE, FENOUIL, MÂCHE</u>
<u>18 KCAL</u>

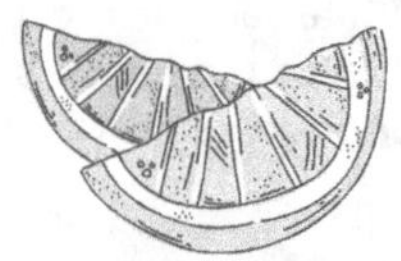

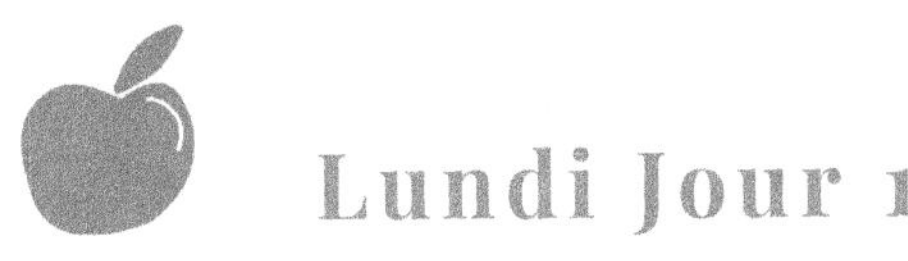

Midi

2 oeufs durs +
tomates à volonté +
café sans sucre

Soir

2 oeufs durs +
salade + 1 biscotte +
1 pamplemousse +
café sans sucre

IDEES D'ALIMENTS A ZÉRO CALORIE 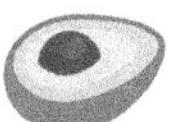

La framboise, fait partie des fruits les moins caloriques et est aussi l'un des moins sucrés (45 calories pour 100 g). Plusieurs études ont démontré que la framboise, consommée régulièrement, permettrait : de lutter contre le cholestérol et ainsi contre les maladies cardiovasculaires. On l'adore !

Les haricots verts sont peu caloriques (24 kcal pour 100 g). Ils sont un allié minceur incomparable car riches en fibres ! C'est un parfait allié minceur, il apaise la faim par son effet rassasiant. Donc on aime !

Le céleri, seulement (16 kcal pour 100 g). Le céleri est un anti-inflammatoire naturel, En raison de sa teneur élevée en vitamine C, le céleri est très approprié pour les maladies infectieuses et en période de croissance et de développement. Il régit l'équilibre alcalin du corps protégeant ainsi des problèmes tels que les brûlures d'estomac.

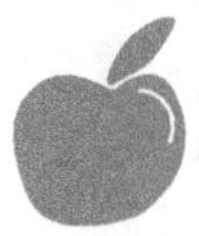

Midi

2 oeufs durs +
1 pamplemousse

Soir

Steack grillé +
Tomates + laitue+
concombre

IDEES D'ALIMENTS A ZÉRO CALORIE (ENFIN PRESQUE) 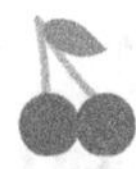

Le poivron Gorgé de vitamines C, le poivron contient à peine 20 kcal. Alors si vous mettez beaucoup de poivron dans votre menu, vous aurez la sensation de satiété sans avoir augmenté (de trop) votre nombre total de calories.

Le citron, juste 30 kcal pour le citron. Utilisez-le pour votre salade par exemple.

Le pamplemousse, c'est un allié de taille, il vous permet de diminuer votre apport calorique quotidien ! A 42 kcal, c'est un ingrédient brûle graisse.

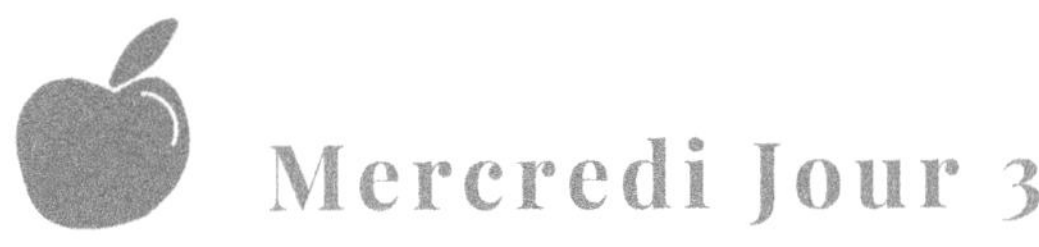

Mercredi Jour 3

Midi

2 oeufs durs +
épinards à volonté + Tomates +
café sans sucre

Soir

2 oeufs durs +
chou + 1 biscotte +
fromage blanc +
thé ou café sans sucre

IDEES D'ALIMENTS A ZÉRO CALORIE (ENFIN PRESQUE) 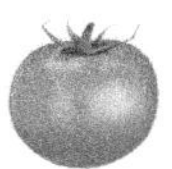

La tomate se décline dans toutes les couleurs : jaune, noir, rouge, vert, orange, mais aussi dans toutes les formes! Une tomate pèse environ 65 grammes et contient 13 Calories. Riche en fibres, en vitamines et en minéraux comme le fer, le calcium, le zinc ou encore le magnésium. On l'aime !

Le mot "tofu" est le nom japonais donné au lait de soja caillé obtenu à partir des haricots de soya. Le tofu est riche en protéines végétales. 100 grammes de tofu ferme contiennent 8,2 grammes de protéines. Il contient aussi du magnésium, du manganèse, des acides gras essentiels, du zinc, du potassium, du calcium, du cuivre et de la vitamine A.

Le cassis ne contient que 8 % de sucre, ce qui est moins que la moyenne des fruits. Le cassis est le fruit le plus riche en vitamine C : 180 mg aux 100 g, 4 fois plus que l'orange. Il ne compte que 73 Kcal/100g. On l'adore !

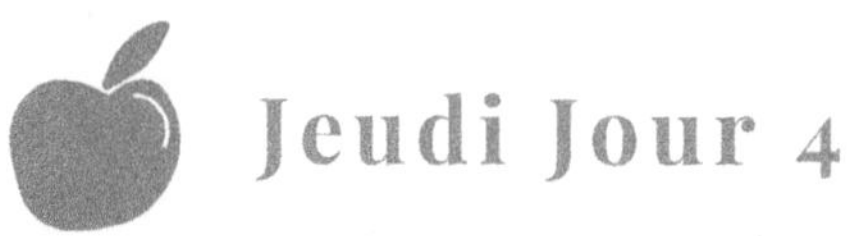

Midi

2 oeufs durs +
épinards à volonté +
café sans sucre

Soir

2 cotes d'agneau grillée
+

Céleri + Tomates +
concombre +
thé ou café sans sucre

IDEES D'ALIMENTS A ZÉRO CALORIE (ENFIN PRESQUE)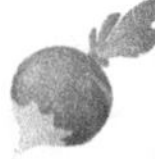

15 kcal pour 100g, le radis se place au côté de la laitue et du concombre, parmi les légumes les moins caloriques. Le radis rouge possède une propriété hydratante qui favorise l'élasticité de la peau en prévenant son vieillissement prématuré, d'autant plus qu'il est riche en zinc, en phosphore et en complexes de vitamine B.

Riche en anti-oxydants qui peuvent aider à prévenir les maladies cancéreuses et cardiaques, et retarder le vieillissement des cellules pour une meilleure santé globale c'est le melon qui est un allié santé incontournable. Il active la production de mélanine et le bronzage, pour un effet bonne mine très appréciable. Mais ce n'est pas tout il possède 34 kcal pour 100 g. Donc on l'adore !

Le champignon de Paris est riche en vitamines, en minéraux et en fibres pour environ 20 calories pour 100 g.

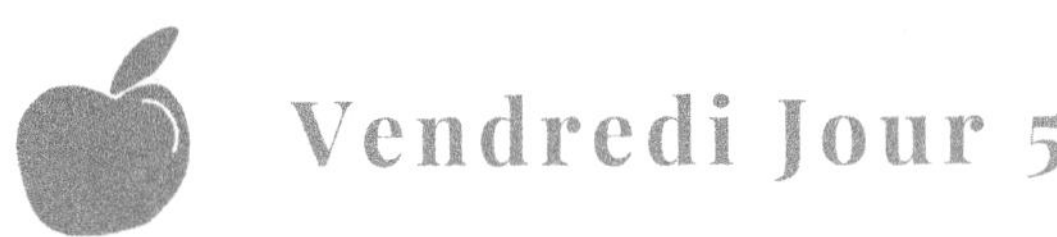

Midi

2 oeufs durs +
épinards à volonté +
café sans sucre

Soir

1 gros poisson au
bouillon + Tomates

IDEES D'ALIMENTS A ZÉRO CALORIE (ENFIN PRESQUE) 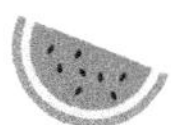

La laitue, seulement 15 calories pour 100 g ! Profitez de ses antioxydants, préférez la laitue fraîche et non préemballée.

La pastèque, elle pèse seulement 30 calories (pour 100g), elle est pleine d'antioxydants. Elle vous aide à brûler des calories.

L'abricot, source de fibres, c'est un fruit pauvre en lipides. Il apporte en moyenne 48 kcal pour 100 g.

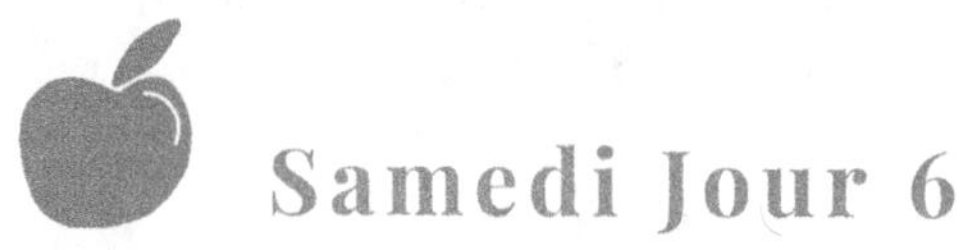

Midi

Salade de fruits frais à volonté

Soir

Steack grillé +
céleri +
Tomates + concombre

IDEES D'ALIMENTS A ZÉRO CALORIE (ENFIN PRESQUE)

L'oignon est votre ami car il pèse seulement 40 calories pour 100 g et il est bien faisant pour votre organisme.

Le chou-fleur c'est 25 calories pour 100 g et en plus d'avoir des effets anti-inflammatoires, il stimule l'appareil digestif. On l'adore pour ses bienfaits !

Le poireau, cuit ou cru ce légume pèse 61 calories pour 100 g. Il possède de nombreux atouts nutritionnels : fibres, minéraux et vitamines.

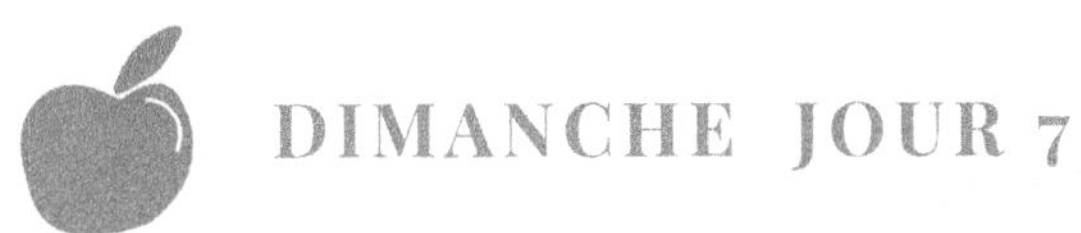

Midi

Poulet froid + tomates
1 pamplemousse

Soir

Steack grillé +
Tomates +Céleri

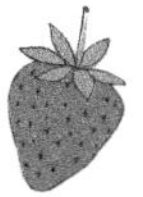

IDEES D'ALIMENTS A ZÉRO CALORIE (ENFIN PRESQUE)

La fraise est très peu calorique (30 kcal), elle aide à garder la ligne et à lutter contre le vieillissement. La fraise possède des vertus et des bienfaits pour la santé. C'est une excellente source de vitamine C, une source d'acide folique et de potassium. La Fraise est aussi très riche en fibres ! Donc on l'aime !

Le brocoli, avec sa haute teneur en fibres et ses 34 kcal, il fait bien travailler votre appareil digestif. Donc on l'adore !

La laitue, avec seulement 15 calories pour 100 g ! c'est un max d'antioxydants.

SEMAINE 2

<u>1 PETIT DEJEUNER:</u>

1 biscotte

+

1 café sans sucre
ou thé sans sucre

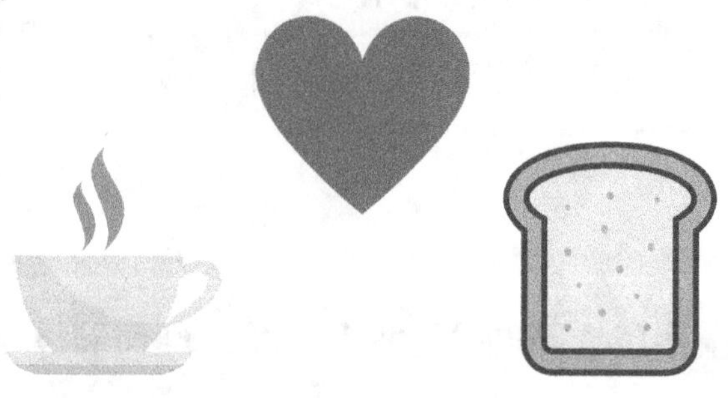

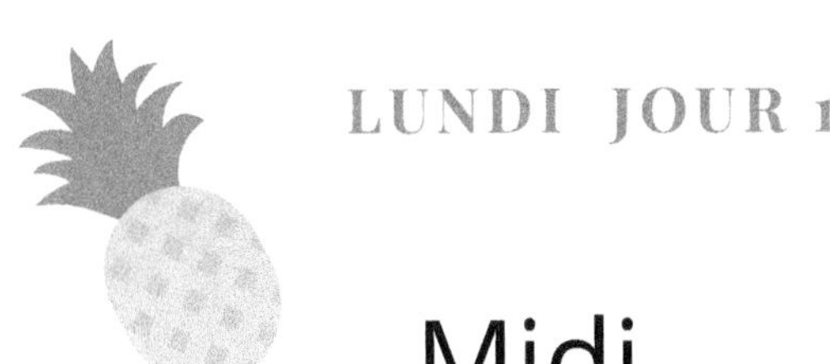

Midi

2 Oeufs + épinards +
Tomates

Soir

Steack grillé +
Salade

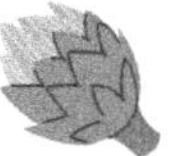

IDEES D'ALIMENTS A ZÉRO CALORIE (ENFIN PRESQUE)

21 calories pour 100 grammes, la mâche est pourvue en bêtacarotène, fer, fibres et oméga 3 ! Une mine de bienfaits nutritionnels ! On l'aime

L'artichaut est souvent utilisé dans les régimes. Grâce à ses propriétés rassasiantes de l'appétit, et pour éliminer des liquides. Il possède environ 43 calories pour 100 g.

Très célèbre, la menthe poivrée possède des propriétés nutritionnelles intéressantes. Ses valeurs pour 100 grammes sont environ de 70 kcal. Très riche en acides phénoliques, recommandée pour soigner les troubles digestives, elle fait partie des aliments diurétiques et laxatifs. on l'adore !

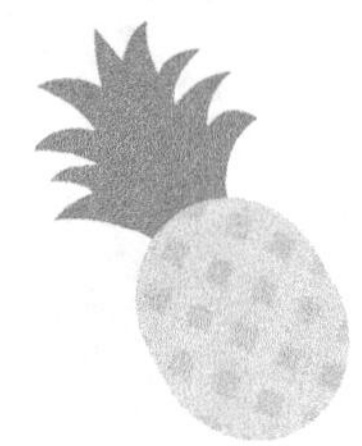

Midi

Steack grillé +
Salade + 1 fruit

Soir

Poisson maigre

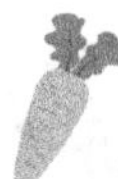

IDEES D'ALIMENTS A ZÉRO CALORIE (ENFIN PRESQUE)

La carotte est l'une des meilleures sources de caroténoïdes (provitamines A). C'est un allié minceur incontournable, riche en vitamines et en fibres, elle joue un rôle primordial pour notre bon fonctionnement digestif. Elle ne contient que 33 kcal pour 100 g. On l'adore !

Véritable star, la poire compte 50 calories en moyenne pour 100g, c'est le troisième fruit préféré des Français après la pomme et la pêche. Elle booste les transits paresseux et permet de lutter contre la constipation. Elle permet de limiter l'absorption des graisses au sein du repas.

Très célèbre pour sa forte teneur en vitamine C, l'orange comporte 45 Kcal pour 100g, on l'adore !

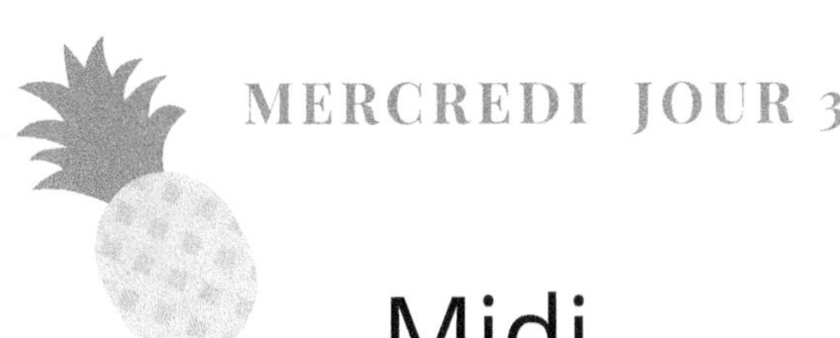

Midi

Céleri + tomates +
1 mandarine

Soir

2 Oeufs durs + Jambon + salade

IDEES D'ALIMENTS A ZÉRO CALORIE (ENFIN PRESQUE) 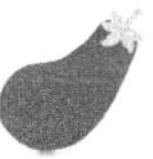

Le concombre ne possède que 13 kcal pour 100g. Il apporte une bonne dose de fibres ainsi que des vitamines A, B, C et E. C'est une source d'eau, en fait, 97% du concombre est liquide !

Les haricots verts sont peu caloriques (24 kcal pour 100 g). Ils sont un allié minceur incomparable car riches en fibres ! C'est un parfait allié minceur, il apaise la faim par son effet rassasiant. Donc on aime !

Le navet ou le rutabaga possède des propriétés anti-inflammatoires et c'est allié minceur (28 kcal) pour ce légume riche en eau et faible en lipides.

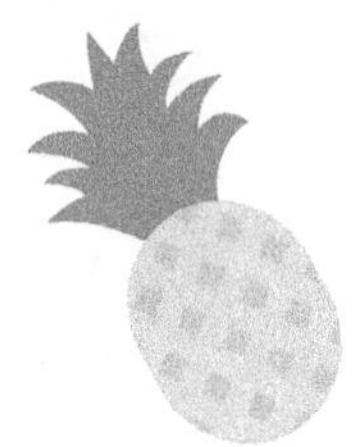

Midi

1 oeuf dur +
carottes + gruyère

Soir

Salade de fruits + yaourt

IDEES D'ALIMENTS A ZÉRO CALORIE (ENFIN PRESQUE) 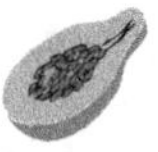

La papaye est un allié très précieux, avec seulement 43 Kcal pour 100 grammes. Elle contient de la papaïne, une enzyme digestive qui agit efficacement contre les blessures musculaires, les légers traumatismes et les allergies. Les graines de papaye ont un effet brûle-graisses qui empêche l'organisme d'absorber trop de graisses et de sucre, ce qui accélère le processus de digestion et contribue à la perte de poids

Pleines de vitamine B6, la mangue est un aliment excellent pour la santé cérébrale. Source de fibres et de vitamine C, elle compte environ 67 Kcal/100g.

Il y a seulement 16 calories (Kcal) dans 100 gr de Cresson ! le cresson est idéal pour traiter les problèmes respiratoires, il élimine le mucus et améliore la respiration alors on fonce sur ce super aliment qui en plus contient de la vitamine B qui améliore la bonne humeur et la concentration. On l'adore !

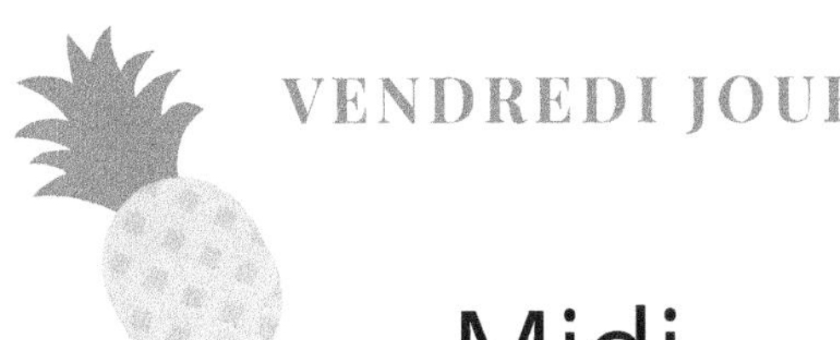

Midi

1 gros poisson +
Tomates

Soir

Steak à volonté + fenouil ou céleri

IDEES D'ALIMENTS A ZÉRO CALORIE (ENFIN PRESQUE)

Avec 33 calories/100 g et de la vitamine C, le citron est l'agrume detox.

Un régime à teneur réduite en calories doit toujours être accompagné d'une dépense énergétique supérieure.

un aliment très sucré contient généralement beaucoup plus de nutriments qu'un aliment riche en protéines. Ces derniers peuvent toutefois contenir beaucoup de matières grasses, à l'instar des noix ou de certaines sortes de viandes, ce qui fait bien sûr augmenter la valeur énergétique de ces aliments. Alors pour réduire votre consommation de sucre, un régime sans sucre serait une bonne option.

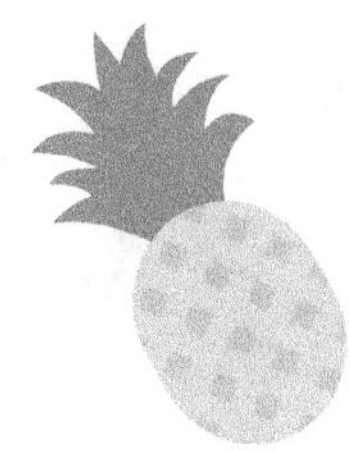

Midi

Poulet grillé + salade

Soir

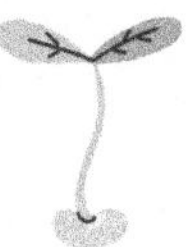

2 Oeufs durs +
1 bol de carottes râpées

Buvez suffisament
Si ce n'est pas la faim mais juste de l'appétit et de la gourmandise, boire de l'eau tiède peut aider à éviter certaines pulsions alimentaires. Pour éviter les fringales, boire suffisament de liquide tout au long de la journée est une bonne solution.

Dormez suffisament
Dormir au minimum 7h par nuit permet non seulement d'être en forme la journée mais également moins affamé. Le corps ne cherche pas à récupérer l'énergie du sommeil via l'alimentation et un manque de sommeil réduit également la production de la leptine (hormone responsable de la satiété).

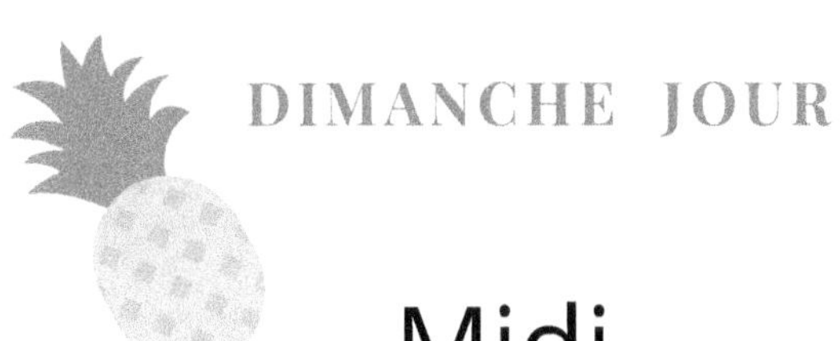

Midi

Viande grillée + 1 fruit

Soir 

A votre choix c'est fini

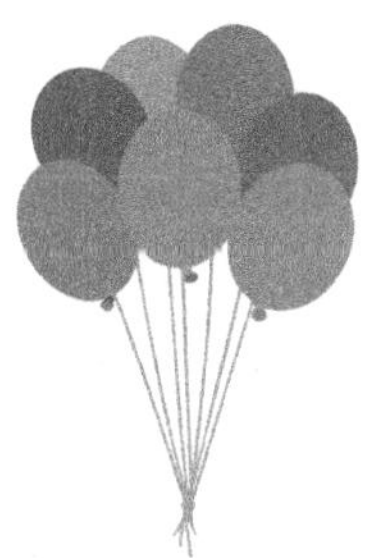

IDEES D'ALIMENTS A ZÉRO CALORIE 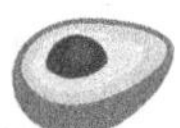

La framboise, fait partie des fruits les moins caloriques et est aussi l'un des moins sucrés (45 calories pour 100 g). Plusieurs études ont démontré que la framboise, consommée régulièrement, permettrait : de lutter contre le cholestérol et ainsi contre les maladies cardiovasculaires. On l'adore !

Les haricots verts sont peu caloriques (24 kcal pour 100 g). Ils sont un allié minceur incomparable car riches en fibres ! C'est un parfait allié minceur, il apaise la faim par son effet rassasiant. Donc on aime !

Le céleri, seulement (16 kcal pour 100 g). Le céleri est un anti-inflammatoire naturel, En raison de sa teneur élevée en vitamine C, le céleri est très approprié pour les maladies infectieuses et en période de croissance et de développement. Il régit l'équilibre alcalin du corps protégeant ainsi des problèmes tels que les brûlures d'estomac.

MON SUIVI DU JOUR

Semaine n° .... **Mois** ....

Lundi .... **Année** ....

Liste des aliments consommés	Nombre de calories associées
....	....
....	....
....	....
....	....
....	....
....	....
....	....
....	....
....	....
....	....
....	....
....	....
....	....
....	....
....	....
....	....

TOTAL APPORTS (kcal)

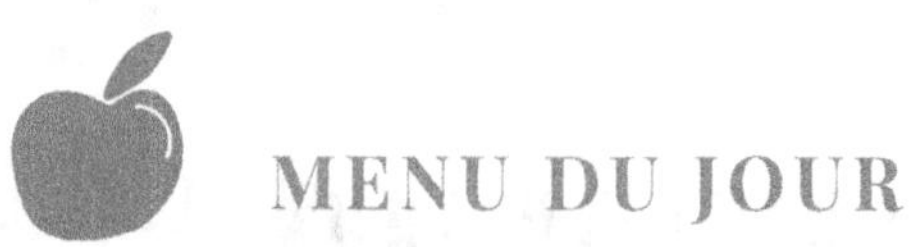

MENU DU JOUR

IDEES D'ALIMENTS A ZÉRO CALORIE (ENFIN PRESQUE) 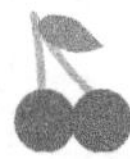

Le poivron Gorgé de vitamines C, le poivron contient à peine 20 kcal. Alors si vous mettez beaucoup de poivron dans votre menu, vous aurez la sensation de satiété sans avoir augmenté (de trop) votre nombre total de calories.

Le citron, juste 30 kcal pour le citron. Utilisez-le pour votre salade par exemple.

Le pamplemousse, c'est un allié de taille, il vous permet de diminuer votre apport calorique quotidien ! A 42 kcal, c'est un ingrédient brûle graisse.

MON SUIVI DU JOUR

Semaine n° .... **Mois** ....

Mardi .... **Année** ....

Liste des aliments consommés	Nombre de calories associées
....	....
....	....
....	....
....	....
....	....
....	....
....	....
....	....
....	....
....	....
....	....
....	....
....	....
....	....
....	....
....	....

TOTAL APPORTS (kcal) ....

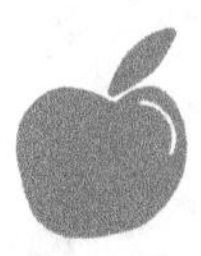

MENU DU JOUR

IDEES D'ALIMENTS A ZÉRO CALORIE (ENFIN PRESQUE)

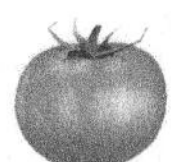

La tomate se décline dans toutes les couleurs : jaune, noir, rouge, vert, orange, mais aussi dans toutes les formes! Une tomate pèse environ 65 grammes et contient 13 Calories. Riche en fibres, en vitamines et en minéraux comme le fer, le calcium, le zinc ou encore le magnésium. On l'aime !

Le mot "tofu" est le nom japonais donné au lait de soja caillé obtenu à partir des haricots de soya. Le tofu est riche en protéines végétales. 100 grammes de tofu ferme contiennent 8,2 grammes de protéines. Il contient aussi du magnésium, du manganèse, des acides gras essentiels, du zinc, du potassium, du calcium, du cuivre et de la vitamine A.

Le cassis ne contient que 8 % de sucre, ce qui est moins que la moyenne des fruits. Le cassis est le fruit le plus riche en vitamine C : 180 mg aux 100 g, 4 fois plus que l'orange. Il ne compte que 73 Kcal/100g. On l'adore !

MON SUIVI DU JOUR

Semaine n° .... **Mois** ....

Mercredi .... **Année** ....

Liste des aliments consommés	Nombre de calories associées
....	....
....	....
....	....
....	....
....	....
....	....
....	....
....	....
....	....
....	....
....	....
....	....
....	....
....	....
....	....
....	....
....	....

TOTAL APPORTS (kcal) ....

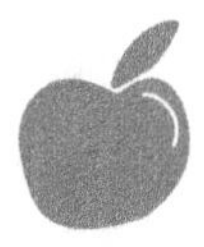

MENU DU JOUR

IDEES D'ALIMENTS A ZÉRO CALORIE (ENFIN PRESQUE)

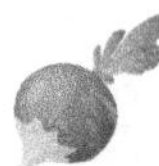

15 kcal pour 100g, le radis se place au côté de la laitue et du concombre, parmi les légumes les moins caloriques. Le radis rouge possède une propriété hydratante qui favorise l'élasticité de la peau en prévenant son vieillissement prématuré, d'autant plus qu'il est riche en zinc, en phosphore et en complexes de vitamine B.

Riche en anti-oxydants qui peuvent aider à prévenir les maladies cancéreuses et cardiaques, et retarder le vieillissement des cellules pour une meilleure santé globale c'est le melon qui est un allié santé incontournable. Il active la production de mélanine et le bronzage, pour un effet bonne mine très appréciable. Mais ce n'est pas tout il possède 34 kcal pour 100 g. Donc on l'adore !

Le champignon de Paris est riche en vitamines, en minéraux et en fibres pour environ 20 calories pour 100 g.

MON SUIVI DU JOUR

Semaine n° .... **Mois** ....

jeudi .... **Année** ....

Liste des aliments consommés	Nombre de calories associées
....	....
....	....
....	....
....	....
....	....
....	....
....	....
....	....
....	....
....	....
....	....
....	....
....	....
....	....
....	....
....	....

TOTAL APPORTS (Kcal)

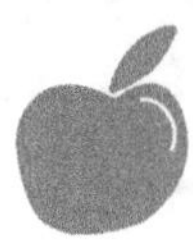

MENU DU JOUR

IDEES D'ALIMENTS A ZÉRO CALORIE (ENFIN PRESQUE) 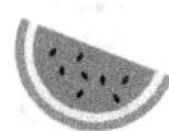

La laitue, seulement 15 calories pour 100 g ! Profitez de ses antioxydants, préférez la laitue fraîche et non préemballée.

La pastèque, elle pèse seulement 30 calories (pour 100g), elle est pleine d'antioxydants. Elle vous aide à brûler des calories.

L'abricot, source de fibres, c'est un fruit pauvre en lipides. Il apporte en moyenne 48 kcal pour 100 g.

MON SUIVI DU JOUR

Semaine n° .... **Mois** ....

Vendredi .... **Année** ....

Liste des aliments consommés	Nombre de calories associées
....	....
....	....
....	....
....	....
....	....
....	....
....	....
....	....
....	....
....	....
....	....
....	....
....	....
....	....
....	....
....	....

TOTAL APPORTS (kcal) ....

IDEES D'ALIMENTS A ZÉRO CALORIE (ENFIN PRESQUE) 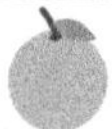

L'oignon est votre ami car il pèse seulement 40 calories pour 100 g et il est bien faisant pour votre organisme.

Le chou-fleur c'est 25 calories pour 100 g et en plus d'avoir des effets anti-inflammatoires, il stimule l'appareil digestif. On l'adore pour ses bienfaits !

Le poireau, cuit ou cru ce légume pèse 61 calories pour 100 g. Il possède de nombreux atouts nutritionnels : fibres, minéraux et vitamines.

MON SUIVI DU JOUR

Semaine n° .... **Mois** ....

Samedi .... **Année** ....

Liste des aliments consommés	Nombre de calories associées
....	....
....	....
....	....
....	....
....	....
....	....
....	....
....	....
....	....
....	....
....	....
....	....
....	....
....	....
....	....
....	....

TOTAL APPORTS (kcal) ....

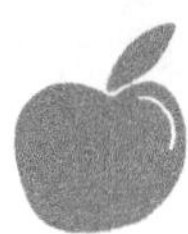

MENU DU JOUR

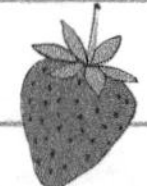

IDEES D'ALIMENTS A ZÉRO CALORIE (ENFIN PRESQUE)

La fraise est très peu calorique (30 kcal), elle aide à garder la ligne et à lutter contre le vieillissement. La fraise possède des vertus et des bienfaits pour la santé. C'est une excellente source de vitamine C, une source d'acide folique et de potassium. La Fraise est aussi très riche en fibres ! Donc on l'aime !

Le brocoli, avec sa haute teneur en fibres et ses 34 kcal, il fait bien travailler votre appareil digestif. Donc on l'adore !

La laitue, avec seulement 15 calories pour 100 g ! c'est un max d'antioxydants.

MON SUIVI DU JOUR

Semaine n° .... **Mois** ....

Dimanche .... **Année** ....

Liste des aliments consommés | **Nombre de calories associées**

TOTAL APPORTS (kcal)

MENU DU JOUR

IDEES D'ALIMENTS A ZÉRO CALORIE 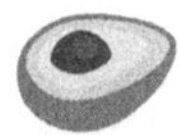

La framboise, fait partie des fruits les moins caloriques et est aussi l'un des moins sucrés (45 calories pour 100 g). Plusieurs études ont démontré que la framboise, consommée régulièrement, permettrait : de lutter contre le cholestérol et ainsi contre les maladies cardiovasculaires. On l'adore !

Les haricots verts sont peu caloriques (24 kcal pour 100 g). Ils sont un allié minceur incomparable car riches en fibres ! C'est un parfait allié minceur, il apaise la faim par son effet rassasiant. Donc on aime !

Le céleri, seulement (16 kcal pour 100 g). Le céleri est un anti-inflammatoire naturel, En raison de sa teneur élevée en vitamine C, le céleri est très approprié pour les maladies infectieuses et en période de croissance et de développement. Il régit l'équilibre alcalin du corps protégeant ainsi des problèmes tels que les brûlures d'estomac.

MON SUIVI DU JOUR

Semaine n° .... **Mois** ....

Lundi .... **Année** ....

Liste des aliments consommés	Nombre de calories associées
....	....
....	....
....	....
....	....
....	....
....	....
....	....
....	....
....	....
....	....
....	....
....	....
....	....
....	....
....	....
....	....

TOTAL APPORTS (kcal)

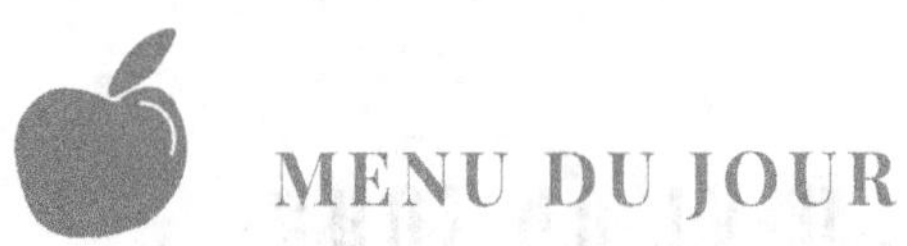

MENU DU JOUR

IDEES D'ALIMENTS A ZÉRO CALORIE (ENFIN PRESQUE) 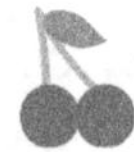

Le poivron Gorgé de vitamines C, le poivron contient à peine 20 kcal. Alors si vous mettez beaucoup de poivron dans votre menu, vous aurez la sensation de satiété sans avoir augmenté (de trop) votre nombre total de calories.

Le citron, juste 30 kcal pour le citron. Utilisez-le pour votre salade par exemple.

Le pamplemousse, c'est un allié de taille, il vous permet de diminuer votre apport calorique quotidien ! A 42 kcal, c'est un ingrédient brûle graisse.

MON SUIVI DU JOUR

Semaine n° .... **Mois** ....

Mardi   .... **Année** ....

Liste des aliments consommés	Nombre de calories associées
....	....
....	....
....	....
....	....
....	....
....	....
....	....
....	....
....	....
....	....
....	....
....	....
....	....
....	....
....	....
....	....

TOTAL APPORTS (kcal) ....

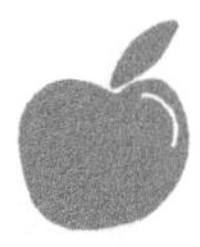

MENU DU JOUR

IDEES D'ALIMENTS A ZÉRO CALORIE (ENFIN PRESQUE) 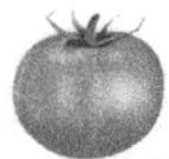

La tomate se décline dans toutes les couleurs : jaune, noir, rouge, vert, orange, mais aussi dans toutes les formes! Une tomate pèse environ 65 grammes et contient 13 Calories. Riche en fibres, en vitamines et en minéraux comme le fer, le calcium, le zinc ou encore le magnésium. On l'aime !

Le mot "tofu" est le nom japonais donné au lait de soja caillé obtenu à partir des haricots de soya. Le tofu est riche en protéines végétales. 100 grammes de tofu ferme contiennent 8,2 grammes de protéines. Il contient aussi du magnésium, du manganèse, des acides gras essentiels, du zinc, du potassium, du calcium, du cuivre et de la vitamine A.

Le cassis ne contient que 8 % de sucre, ce qui est moins que la moyenne des fruits. Le cassis est le fruit le plus riche en vitamine C : 180 mg aux 100 g, 4 fois plus que l'orange. Il ne compte que 73 Kcal/100g. On l'adore !

MON SUIVI DU JOUR

Semaine n° .... **Mois** ....

Mercredi .... **Année** ....

Liste des aliments consommés	Nombre de calories associées

TOTAL APPORTS (kcal)

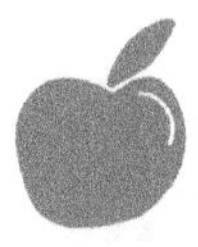

MENU DU JOUR

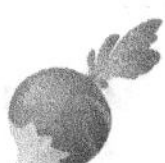

IDEES D'ALIMENTS A ZÉRO CALORIE (ENFIN PRESQUE)

15 kcal pour 100g, le radis se place au côté de la laitue et du concombre, parmi les légumes les moins caloriques. Le radis rouge possède une propriété hydratante qui favorise l'élasticité de la peau en prévenant son vieillissement prématuré, d'autant plus qu'il est riche en zinc, en phosphore et en complexes de vitamine B.

Riche en anti-oxydants qui peuvent aider à prévenir les maladies cancéreuses et cardiaques, et retarder le vieillissement des cellules pour une meilleure santé globale c'est le melon qui est un allié santé incontournable. Il active la production de mélanine et le bronzage, pour un effet bonne mine très appréciable. Mais ce n'est pas tout il possède 34 kcal pour 100 g. Donc on l'adore !

Le champignon de Paris est riche en vitamines, en minéraux et en fibres pour environ 20 calories pour 100 g.

MON SUIVI DU JOUR

Semaine n° .... **Mois** ....

jeudi .... **Année** ....

Liste des aliments consommés	Nombre de calories associées
....	....
....	....
....	....
....	....
....	....
....	....
....	....
....	....
....	....
....	....
....	....
....	....
....	....
....	....

TOTAL APPORTS (kcal) ....

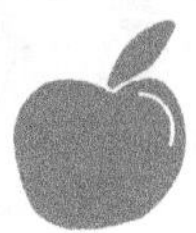

MENU DU JOUR

IDEES D'ALIMENTS A ZÉRO CALORIE (ENFIN PRESQUE) 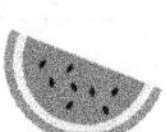

La laitue, seulement 15 calories pour 100 g ! Profitez de ses antioxydants, préférez la laitue fraîche et non préemballée.

La pastèque, elle pèse seulement 30 calories (pour 100g), elle est pleine d'antioxydants. Elle vous aide à brûler des calories.

L'abricot, source de fibres, c'est un fruit pauvre en lipides. Il apporte en moyenne 48 kcal pour 100 g.

MON SUIVI DU JOUR

Semaine n° .... **Mois** ....

Vendredi .... **Année** ....

Liste des aliments consommés	Nombre de calories associées

TOTAL APPORTS (kcal)

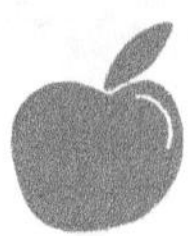

MENU DU JOUR

<hr>

IDEES D'ALIMENTS A ZÉRO CALORIE (ENFIN PRESQUE) 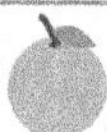

L'oignon est votre ami car il pèse seulement 40 calories pour 100 g et il est bien faisant pour votre organisme.

Le chou-fleur c'est 25 calories pour 100 g et en plus d'avoir des effets anti-inflammatoires, il stimule l'appareil digestif. On l'adore pour ses bienfaits !

Le poireau, cuit ou cru ce légume pèse 61 calories pour 100 g. Il possède de nombreux atouts nutritionnels : fibres, minéraux et vitamines.

MON SUIVI DU JOUR

Semaine n° .... **Mois** ....

Samedi .... **Année** ....

Liste des aliments consommés	Nombre de calories associées
....	....
....	....
....	....
....	....
....	....
....	....
....	....
....	....
....	....
....	....
....	....
....	....
....	....
....	....
....	....
....	....
....	....

TOTAL APPORTS (kcal)

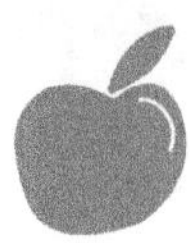

MENU DU JOUR

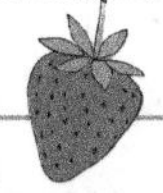

IDEES D'ALIMENTS A ZÉRO CALORIE (ENFIN PRESQUE)

La fraise est très peu calorique (30 kcal), elle aide à garder la ligne et à lutter contre le vieillissement. La fraise possède des vertus et des bienfaits pour la santé. C'est une excellente source de vitamine C, une source d'acide folique et de potassium. La Fraise est aussi très riche en fibres ! Donc on l'aime !

Le brocoli, avec sa haute teneur en fibres et ses 34 kcal, il fait bien travailler votre appareil digestif. Donc on l'adore !

La laitue, avec seulement 15 calories pour 100 g ! c'est un max d'antioxydants.

MON SUIVI DU JOUR

Semaine n° .... **Mois** ....

Dimanche .... **Année** ....

Liste des aliments consommés	Nombre de calories associées

TOTAL APPORTS (kcal)

IDEES D'ALIMENTS A ZÉRO CALORIE 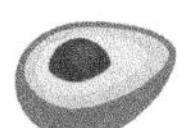

La framboise, fait partie des fruits les moins caloriques et est aussi l'un des moins sucrés (45 calories pour 100 g). Plusieurs études ont démontré que la framboise, consommée régulièrement, permettrait : de lutter contre le cholestérol et ainsi contre les maladies cardiovasculaires. On l'adore !

Les haricots verts sont peu caloriques (24 kcal pour 100 g). Ils sont un allié minceur incomparable car riches en fibres ! C'est un parfait allié minceur, il apaise la faim par son effet rassasiant. Donc on aime !

Le céleri, seulement (16 kcal pour 100 g). Le céleri est un anti-inflammatoire naturel, En raison de sa teneur élevée en vitamine C, le céleri est très approprié pour les maladies infectieuses et en période de croissance et de développement. Il régit l'équilibre alcalin du corps protégeant ainsi des problèmes tels que les brûlures d'estomac.

MON SUIVI DU JOUR

Semaine n° .... **Mois** ....

Lundi .... **Année** ....

Liste des aliments consommés	Nombre de calories associées

TOTAL APPORTS (kcal) ....

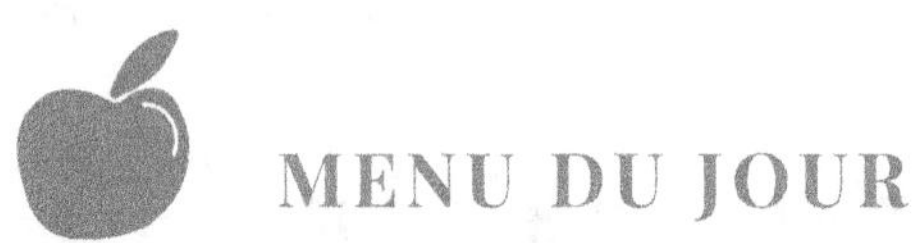

MENU DU JOUR

IDEES D'ALIMENTS A ZÉRO CALORIE (ENFIN PRESQUE) 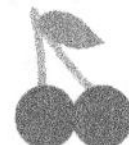

Le poivron Gorgé de vitamines C, le poivron contient à peine 20 kcal. Alors si vous mettez beaucoup de poivron dans votre menu, vous aurez la sensation de satiété sans avoir augmenté (de trop) votre nombre total de calories.

Le citron, juste 30 kcal pour le citron. Utilisez-le pour votre salade par exemple.

Le pamplemousse, c'est un allié de taille, il vous permet de diminuer votre apport calorique quotidien ! A 42 kcal, c'est un ingrédient brûle graisse.

MON SUIVI DU JOUR

Semaine n° .... **Mois** ....

Mardi .... **Année** ....

Liste des aliments consommés	Nombre de calories associées

TOTAL APPORTS (kcal)

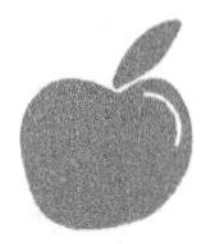

MENU DU JOUR

IDEES D'ALIMENTS A ZÉRO CALORIE (ENFIN PRESQUE) 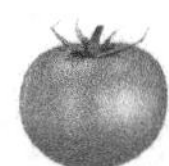

La tomate se décline dans toutes les couleurs : jaune, noir, rouge, vert, orange, mais aussi dans toutes les formes! Une tomate pèse environ 65 grammes et contient 13 Calories. Riche en fibres, en vitamines et en minéraux comme le fer, le calcium, le zinc ou encore le magnésium. On l'aime !

Le mot "tofu" est le nom japonais donné au lait de soja caillé obtenu à partir des haricots de soya. Le tofu est riche en protéines végétales. 100 grammes de tofu ferme contiennent 8,2 grammes de protéines. Il contient aussi du magnésium, du manganèse, des acides gras essentiels, du zinc, du potassium, du calcium, du cuivre et de la vitamine A.

Le cassis ne contient que 8 % de sucre, ce qui est moins que la moyenne des fruits. Le cassis est le fruit le plus riche en vitamine C : 180 mg aux 100 g, 4 fois plus que l'orange. Il ne compte que 73 Kcal/100g. On l'adore !

MON SUIVI DU JOUR

Semaine n° .... **Mois** ....

Mercredi .... **Année** ....

Liste des aliments consommés	Nombre de calories associées

TOTAL APPORTS (kcal) ....

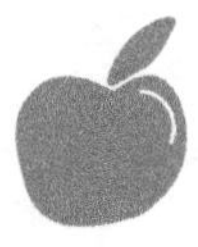

MENU DU JOUR

IDEES D'ALIMENTS A ZÉRO CALORIE (ENFIN PRESQUE)
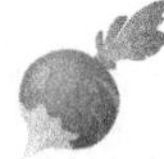

15 kcal pour 100g, le radis se place au côté de la laitue et du concombre, parmi les légumes les moins caloriques. Le radis rouge possède une propriété hydratante qui favorise l'élasticité de la peau en prévenant son vieillissement prématuré, d'autant plus qu'il est riche en zinc, en phosphore et en complexes de vitamine B.

Riche en anti-oxydants qui peuvent aider à prévenir les maladies cancéreuses et cardiaques, et retarder le vieillissement des cellules pour une meilleure santé globale c'est le melon qui est un allié santé incontournable. Il active la production de mélanine et le bronzage, pour un effet bonne mine très appréciable. Mais ce n'est pas tout il possède 34 kcal pour 100 g. Donc on l'adore !

Le champignon de Paris est riche en vitamines, en minéraux et en fibres pour environ 20 calories pour 100 g.

MON SUIVI DU JOUR

Semaine n° .... **Mois** ....

jeudi .... **Année** ....

Liste des aliments consommés	Nombre de calories associées
....	....
....	....
....	....
....	....
....	....
....	....
....	....
....	....
....	....
....	....
....	....
....	....
....	....
....	....
....	....
....	....

TOTAL APPORTS (kcal) ....

IDEES D'ALIMENTS A ZÉRO CALORIE (ENFIN PRESQUE) 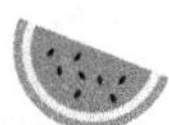

La laitue, seulement 15 calories pour 100 g ! Profitez de ses antioxydants, préférez la laitue fraîche et non préemballée.

La pastèque, elle pèse seulement 30 calories (pour 100g), elle est pleine d'antioxydants. Elle vous aide à brûler des calories.

L'abricot, source de fibres, c'est un fruit pauvre en lipides. Il apporte en moyenne 48 kcal pour 100 g.

MON SUIVI DU JOUR

Semaine n° .... **Mois** ....

Vendredi .... **Année** ....

Liste des aliments consommés	Nombre de calories associées

TOTAL APPORTS (Kcal)

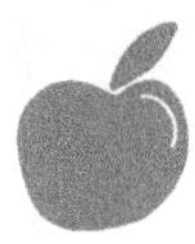

IDEES D'ALIMENTS A ZÉRO CALORIE (ENFIN PRESQUE) 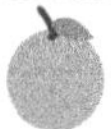

L'oignon est votre ami car il pèse seulement 40 calories pour 100 g et il est bien faisant pour votre organisme.

Le chou-fleur c'est 25 calories pour 100 g et en plus d'avoir des effets anti-inflammatoires, il stimule l'appareil digestif. On l'adore pour ses bienfaits !

Le poireau, cuit ou cru ce légume pèse 61 calories pour 100 g. Il possède de nombreux atouts nutritionnels : fibres, minéraux et vitamines.

MON SUIVI DU JOUR

Semaine n° .... **Mois** ....

Samedi .... **Année** ....

Liste des aliments consommés	Nombre de calories associées
....	....
....	....
....	....
....	....
....	....
....	....
....	....
....	....
....	....
....	....
....	....
....	....
....	....
....	....
....	....
....	....

TOTAL APPORTS (kcal) ....

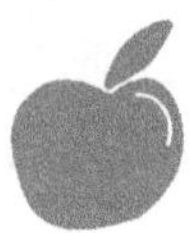

IDEES D'ALIMENTS A ZÉRO CALORIE (ENFIN PRESQUE) 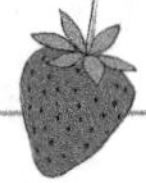

La fraise est très peu calorique (30 kcal), elle aide à garder la ligne et à lutter contre le vieillissement. La fraise possède des vertus et des bienfaits pour la santé. C'est une excellente source de vitamine C, une source d'acide folique et de potassium. La Fraise est aussi très riche en fibres ! Donc on l'aime !

Le brocoli, avec sa haute teneur en fibres et ses 34 kcal, il fait bien travailler votre appareil digestif. Donc on l'adore !

La laitue, avec seulement 15 calories pour 100 g ! c'est un max d'antioxydants.

MON SUIVI DU JOUR

Semaine n° .... **Mois** ....

Dimanche .... **Année** ....

Liste des aliments consommés	Nombre de calories associées
....	....
....	....
....	....
....	....
....	....
....	....
....	....
....	....
....	....
....	....
....	....
....	....
....	....
....	....
....	....
....	....

TOTAL APPORTS (kcal) ....

MON BILAN MINCEUR

Cure de smoothie détox ?
Faire une cure à base de boissons naturelles permet de nettoyer l'organisme, en particulier les green smoothies riches en légumes verts tels que les épinards, la pomme ou le chou kale.

Tisane & Thé détox ?
Les thés détox sont très appréciés pour leur fonction apaisante et drainante sur l'organisme. En activant le processus diurétique, ils permettent à l'organisme de se débarrasser des toxines de manière naturelle.

Pour des kilos superflus ou bien la prise en charge d'une pathologie chronique, méfiez-vous des promesses miracles. Choisissez un professionnel qui saura fixer des objectifs simples et qui choisira un régime adapté à votre situation. Enfin, n'hésitez pas à demander conseil à votre médecin généraliste.

TROUVER LA MOTIVATION, UN POINT ESSENTIEL POUR PERDRE DU POIDS
Quelles que soient les mesures proposées, le surpoids et l'obésité nécessitent un suivi à long terme. Dans ce cadre, votre motivation au changement est un facteur majeur de réussite de la prise en charge. Il est important que vous soyez prêt(e) à vous engager dans cette démarche. Prenez le temps de vous informer sur votre état de santé.

Les éventuelles complications liées au surpoids et à l'obésité ?
Le médecin programme un bilan adapté à votre situation, faisant le point sur le retentissement de votre surpoids sur votre santé.
Il cherche les éventuels retentissements suivants :
arthrose (arthrose des genoux, des hanches) ;
athérosclérose au niveau des artères, en particulier du cœur ;
irritation et mycose de la peau,
pilosité trop abondante chez la femme ;
perturbation du sommeil avec présence d'apnées du sommeil et baisse de la vigilance dans la journée (existe-t-il des épisodes de fatigue, de somnolence diurne ?) ; épisodes dépressifs ou mal-être psychique...

Pour réaliser ce bilan, votre médecin demandera, selon les besoins, divers examens : prise de sang, enregistrement du sommeil, échographie abdomninale, écho-doppler cardiaque, radiographies des articulations...
Source: Ameli.fr

.

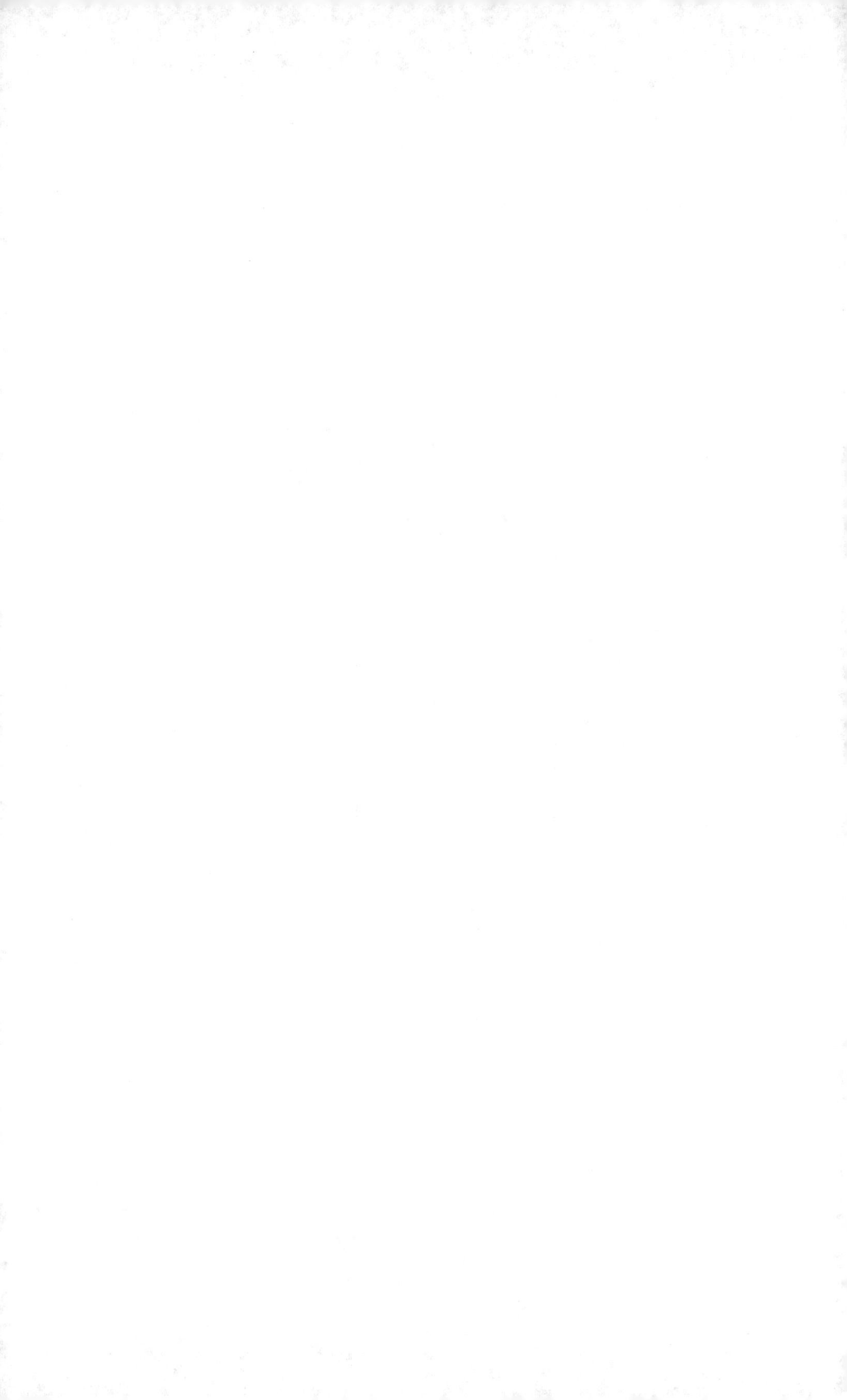

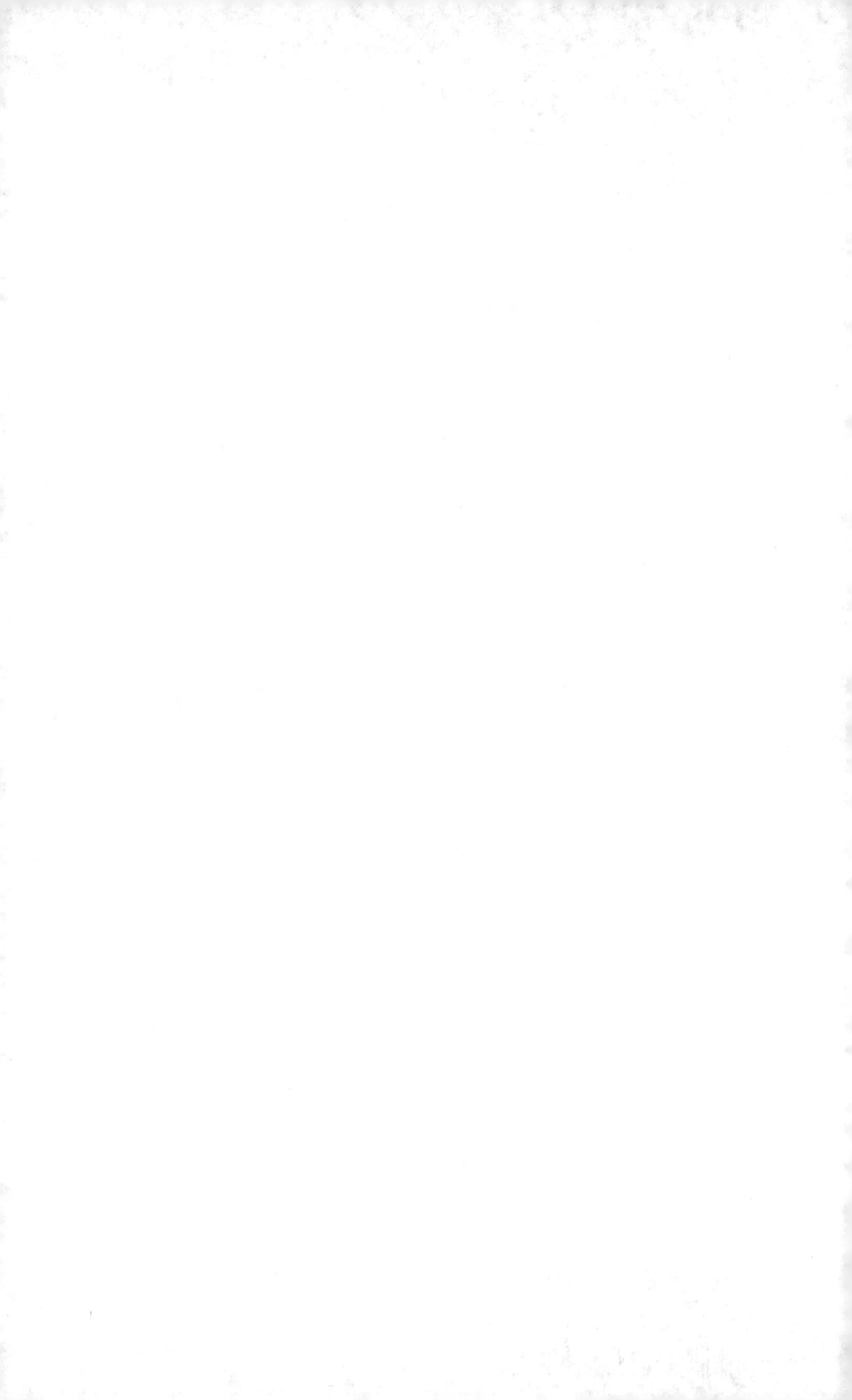